reidora De Aire

`I0146525`

El libro de cocina de la freidora de aire para diabéticos
para bajar de peso

*(Una guía para principiantes y expertos sobre cómo
cocinar con una freidora de aire)*

Miguel-Angel Abreu

TABLA DE CONTENIDOS

Capítulo 1 : ¿Puede Una Freidora De Aire Ayudar En La Reducción De Grasa?

Generalmente, los alimentos fritos contienen más grasa que los alimentos preparados con otros métodos. Por ejemplo, la pechuga de pollo frita contiene más grasa que la pechuga de pollo cocida del mismo peso. Pocos productores garantizan que el uso de una freidora de aire pueda eliminar el exceso de material incluso de una gran cantidad de alimentos fritos. Esto se debe a que las freidoras de aire requieren esencialmente menos grasa que las freidoras tradicionales. Si bien muchos planes para platos fritos pueden requerir hasta 6 tazas de aceite, los alimentos fritos al aire solo pueden necesitar alrededor de 2 cucharada.

Esto sugiere que las freidoras utilizan significativamente más aceite que las freidoras de aire, y aunque este aceite no se consume por completo para la nutrición, el uso de una freidora de aire puede eliminar todas las sustancias grasas de los alimentos. Un examen analizó los atributos de las papas fritas fritas en aceite y encontró que la combustión del aire produjo un ingrediente final con mucha menos grasa pero con un contenido de humedad y sombra comparable. Esto puede afectar mucho su salud, ya que comer grasas de aceites vegetales está asociado con un mayor riesgo de enfermedades como la enfermedad de las arterias coronarias y la irritabilidad.

Spuds For Breakfast

- 240 cucharadita de ajo en polvo
- 1/2 cucharadita de pimienta negra molida
- 10 patatas medianas, peladas y cortadas en cubos
- 2 cucharada de aceite
- 1 cucharadita de sal
- 1 cucharadita de pimentón

1. Precaliente la freidora seleccionando el modo **AIR FRY** a 250°C durante 5-10 minutos.
2. De este modo, las patatas quedarán más crujientes.
3. Mezclar las patatas con las especias y el aceite hasta que estén bien cubiertas.
4. Rocía la cesta de la freidora con spray de cocina y añade las patatas. Cocinar las patatas seleccionando el modo **AIR FRY** a 250°C durante 2 10 minutos, agitando el cesto 5 a 10 veces para favorecer una cocción uniforme.
5. Pasar las patatas crujientes a un plato y servir inmediatamente.

Chips De Col Rizada

- 1/7 cucharadita de sal
- 1/7 cucharadita de pimienta negra molida
- 4 racimos grandes de col rizada
- 1 cucharadita de cebollino seco
- 1 cucharadita de eneldo seco
- 1 cucharadita de perejil seco
- 1/2 de cucharadita de ajo en polvo
- 1/2 de cucharadita de cebolla en polvo

1. Rocíe la cesta de la freidora de aire con aceite de aguacate. Precalentar la freidora a 250°C.
2. Poner los condimentos, la sal y la pimienta en un bol pequeño y mezclar bien.
3. Lavar la col rizada y secarla bien.
4. Con un cuchillo afilado, retire los tallos gruesos interiores, luego rocíe las hojas con aceite de aguacate y espolvoree con la mezcla de condimentos.
5. Coloque las hojas de col rizada en la freidora de aire en una sola capa y cocínelas durante 15-20 minutos, sacudiendo y girando las fichas a mitad de la cocción.
6. Pasar las patatas fritas cocidas a una bandeja de horno para que se enfríen completamente y queden crujientes.
7. Repetir con el resto de la col rizada. Si lo desea, espolvoree las patatas fritas enfriadas con sal antes de servirlas.

Enchiladas De Pollo Exageradas

- 1/2 de cucharadita de ajo en polvo
- 1/2 de cucharadita de cebolla en polvo
- 1/7 cucharadita de chile en polvo
- 2 1 cucharaditas de mantequilla
- 6 tortillas de harina
- 2 20 g de crema agria
- 240ml de agua
- 900 g de carne de pechuga de pollo deshuesada y sin piel, cocida y desmenuzada
- 1 paquete de mezcla suave de condimentos para tacos
- 1 manojo de cebollas verdes, picadas, divididas
- 1 lata de crema de pollo condensada

- 1 lata (2 2 6 g) de chiles verdes picados, escurridos
- 700 g de queso cheddar, rallado, cantidad dividida
- 1 lata de aceitunas negras en rodajas
- 1 lata de salsa para enchiladas
- 1 cebolla pequeña, picada
- 1 cucharadita de jugo de lima

1. Engrase ligeramente el molde para hornear de la freidora con mantequilla.
2. Agrega la cebolla y por 5-10 minutos, cocina a 250°C.
3. Agregue el agua, las cebollas verdes, el condimento para tacos, los chiles verdes y el pollo desmenuzado.
4. Cocine por otros 15-20 minutos.
5. Agregue el ajo en polvo, la cebolla en polvo y el jugo de lima.

6. Cocine por 10 minutos más.

7. En un tazón mezcle bien el chile en polvo, la crema agria y la crema de pollo. Vierta 450 g de la mezcla en el molde para hornear y mezcle bien.

8. Divida uniformemente la mezcla de pollo en las tortillas de harina, espolvoree con la mitad del queso y enrolle.

9. Vierta la mezcla de sopa restante en el molde para hornear de la freidora.

10. Coloque las tortillas con la costura hacia abajo. Vierta la salsa de enchilada encima y espolvoree el queso restante.

11. Cubra la sartén con papel aluminio.

12. Cocine por otros 40 minutos, retire el papel aluminio y continúe cocinando por otros 20 minutos.

13. Sirve y disfruta.

Pizza De La Mañana

- 2 tomate, cortado en rodajas
- 8 cucharadas de agua
- 1 taza de harina de almendras
- 1/2 de cebolla, picada
- 2 huevo
- 10 onzas (alrededor de 2 8 2 g) de queso parmesano, rallado
- 12 onzas de queso Cheddar, rallado
- 1 cucharadita de orégano seco
- 2 cucharadita de aceite de oliva
- 2 cucharadita de pimentón
- 1 cucharadita de sal

Método:

1. Batir el huevo en el bol y batirlo con la ayuda de un batidor de mano.
2. Ahora, añade la harina de almendras y el agua.
3. Mezclar la mezcla con cuidado y luego amasar la masa no pegajosa.
4. Luego enrolle la masa en un círculo delgado.
5. Precaliente la freidora de aire a 450 grados F.
6. Rocíe la bandeja de la cesta de la freidora con aceite de oliva.
7. Coloque la cesta de la freidora de masa de pizza y cocínela durante 2 minuto.
8. Ahora, retire la bandeja de la cesta de la freidora de aire de la freidora de aire.
9. Espolvorea la masa de pizza con la cebolla picada y el tomate en rodajas.

10. Luego ponga el queso Cheddar rallado y el queso parmesano sobre los tomates en rodajas.

11. Espolvorea la pizza con sal, pimentón y orégano seco.

12. Vuelva a colocar la pizza en la freidora y cocínela durante 20 minutos.

13. Cuando se acabe el tiempo y la pizza esté cocida.

14. ¡Córtalo en porciones y sírvelo!

Tortilla De Champiñones

Ingredientes

- Sal y pimienta al gusto
- Aceite de oliva al gusto
- 120 g de setas frescas
- 4 huevos pequeños
- Perejil picado al gusto
- 40 g de queso rallado
-

PREPARACIÓN

1. Retirar la parte terrosa de las setas, lavarlas y secarlas, y cortarlas en rodajas.
2. Unte la cesta de la freidora de aire con aceite de oliva y coloque los champiñones dentro.
3. Sazonar con aceite, sal y pimienta, añadir perejil, cerrar la cesta y

hornear a 250°C durante 5-10 minutos.

4. Mientras tanto, descascarar los huevos en un bol y batirlos con un tenedor.

5. Añade el queso rallado, la sal y la pimienta y vuelve a mezclar.

6. Cuando los champiñones estén cocidos, sácalos de la freidora y colócalos en el bol con los huevos. Remover y mezclar todo bien.

7. Untar una bandeja de horno con aceite de oliva y colocar la mezcla dentro.

8. Colocar la sartén dentro de la freidora de aire y hornear a 250°C durante 2 0 minutos.

9. Una vez terminada la cocción, retirar la sartén de la freidora de aire, colocar la tortilla en el plato y servir.

Tortilla De Espárragos Keto

- 2 pizca de pimienta negra
- 2 pizca de sal
- 6 huevos
- 2 cucharada de queso parmesano
- 5-10 cucharadas de spray antiadherente
- 5-10 cucharadas de leche caliente
- 10 puntas de espárragos al vapor

Método:

1. Empiece batiendo los huevos, el queso, la leche, la sal y la pimienta en a un bol grande, y luego mézclelos.
2. Rocía a sartén con a spray antiadherente, y cuece al vapor.
3. A continuación, añada a la cesta de la Air Fryer.
4. Vierta la mezcla de huevos en la cesta, y añada los espárragos.
5. Ajuste la temperatura a 450 grados F.
6. Ajuste el tiempo a 10 minutos.
7. Servir y disfrutar.

Frittata De Desayuno De Huevo De Calabacín

- 1/2 de cucharadita de nuez moscada
- 2 cucharada de parmesano
- 2 cucharada de aceite de oliva
- 2 patata, rallada
- 1 taza de leche
- 2 taza de harina de almendras
- 6 calabacines, rallados con un rallador de queso
- 2 cucharadita de ajo en polvo
- 2 cucharadita de pimienta negra
- 6 huevos batidos

1. Precaliente su freidora de aire a 450 ºF.
2. Combine el calabacín, la papa, la harina de almendras con leche, el queso parmesano, los huevos y las especias en un tazón para mezclar.
3. Combine suavemente.
4. Coloque el aceite de oliva en un plato resistente al calor.
5. Saque la mezcla de calabacín con una cuchara y aplánela para formar hamburguesas.
6. Cocine por 25 a 30 minutos.
7. Sirva con crema agria, tomates en rodajas y tostadas para un desayuno saludable.

Mezcla De Calabaza Y Calabacín

- 2 cucharada de perejil
- Pimienta sal
- 2 calabaza amarilla
- 900 g de calabacín
- 2 cucharada de aceite de oliva

1. Calabacín, en rodajas, perejil, picado.
2. Calabaza amarilla, cortada por la mitad, sin semillas y picada.
3. Agregue todos los ingredientes en el tazón grande y mezcle bien.
4. Transfiera la mezcla del tazón a la canasta de la freidora.
5. Cocinar a 250 °C durante 6 10 minutos.
6. Sirve y disfruta.

Miel Y Sriracha Sobre Pollo

- 6 cucharadas de vinagre de arroz
- 8 pechugas de pollo
- Sal y pimienta para probar
- 1 cucharadita de ajo en polvo
- 1 cucharadita de pimentón
- 2 cucharada de miel
- 2 cucharadita de mostaza Dijon
- 4 cucharadas de sriracha

1. Coloque todos los ingredientes en una bolsa Ziploc y deje marinar durante al menos 5 horas en el refrigerador.
2. Precaliente la freidora a 250 °C.
3. Coloque el accesorio de parrilla en la freidora de aire.

4. Asa el pollo a la parrilla durante al menos 70 a 90 minutos y voltéalo cada 20 minutos para que se cocine uniformemente.

Ensalada De Pimientos Rojos

- 4 cucharadas de cebollín; Cortado
- 40 g de crema de coco
- Spray para cocinar
- Una pizca de sal y pimienta negra
- 250 g de queso cheddar; triturado
- 450 g pimientos rojos; Cortado

1. Tome un tazón y mezcle todos los ingredientes excepto el aerosol para cocinar y mezcle bien.
2. Vierta la mezcla en un molde para hornear que se ajuste a la freidora de aire engrasado con aceite en aerosol y coloque el molde en la máquina.
3. Cocinar a 250 °C durante 35 a 40 minutos, repartir entre platos y servir para el desayuno.

Deliciosas Croquetas De Patata

4 cucharadas de cebollino

490 g de queso cheddar

sal y pimienta negra

900 g de croquetas de patata

120 ml de aceite de oliva

1 cucharadita de pimentón

1 cucharadita de ajo en polvo

2 huevo, batido

1. Cebollino, picado, queso cheddar, rallado, huevo, batido.
2. Agregue aceite a su freidora, caliéntela a 250 °C y agregue papas fritas.
3. Agregue también paprika, ajo en polvo, sal, pimienta y huevo, y revuelva.
4. Cocine por 25 a 30 minutos.
5. Agregue el queso cheddar y las cebolletas y revuelva.

6. Sirve y disfruta.

Deliciosa Frittata De Brócoli

- 1 cucharadas de leche de coco
- 240 g de pimiento morrón
- Pimienta sal
- 6 huevos
- 4 cucharadas de queso parmesano
- 250 g de floretes de brócoli
- 1/2 de cucharadita de ajo en polvo
- 1/2 de cucharadita de cebolla en polvo

1. Pimiento morrón, picado, queso parmesano, rallado.
2. Rocíe la fuente para hornear de la freidora con aceite en aerosol.
3. Coloque los pimientos y el brócoli en la fuente para hornear preparada.
4. Cocine el brócoli y el pimiento en la freidora a 250 °C durante 10 a 15 minutos.

5. Batir la leche, los huevos y los condimentos en un tazón.

6. Una vez que las verduras estén cocidas, vierta la mezcla de huevo sobre las verduras y espolvoree queso encima.

7. Cocine en la freidora de aire durante 20 minutos.

8. Sirve y disfruta.

Pollo Al Pesto

- Sal y pimienta al gusto
- 2 libra de filetes de pechuga de pollo, cortados en cubos

Pesto:

- 6 cucharadas de aceite de oliva
- 4 dientes de ajo, pelados
- 2 cucharadita de sal
- 1 taza de queso parmesano
- 2 taza de hojas de albahaca
- 1 taza de anacardos

Método:

1. Agregue los ingredientes del pesto a una licuadora o procesador de alimentos.
2. Procese hasta que quede suave.
3. Sazone el pollo con sal y pimienta.
4. Colóquelo en la freidora.

5. Unta la parte superior con el pesto.
6. Freír al aire a 450 grados F durante 10 minutos.
7. Voltee y cocine por otros 10 minutos.
8. Sirve y disfruta.

Tazas De Tostadas Francesas De Frambuesa

- 2 cucharada de jarabe de arce
- 240 ml de leche entera
- 2 cucharada de jugo de limón
- 2 cucharada de jarabe de arce
- Jarabe de frambuesa
- 4 cucharaditas de maicena
- 4 huevos grandes
- 160 ml de agua
- 4 rebanadas de pan italiano, picadas en cubos de media pulgada
- 120 g de queso crema, picado en cubos de media pulgada
- 900 g de frambuesas frescas o congeladas, divididas
- 240g de frambuesas frescas o congeladas
- Canela molida
- 1 cucharadita de ralladura de limón

1. Divida la mitad de los cubos de pan entre dos tazas de crema pastelera de 500 ml engrasadas.
2. Rocíe con queso crema y frambuesas.
3. Agregue el pan restante encima. Batir el jarabe, la leche y los huevos en un tazón pequeño.
4. Verter encima del pan.
5. Cubra y luego enfríe en su refrigerador durante al menos una hora.
6. Precaliente la freidora de aire a 250°C. Transfiera la taza de flan a la bandeja de la cesta de la freidora.
7. Freír al aire durante unos 25 a 30 minutos hasta que se hinche y se dore.
8. Mientras tanto, mezcle el agua y la maicena en una cacerola pequeña hasta que quede suave.
9. Vierta 700g de frambuesas, ralladura de limón, almíbar y jugo de limón.

10. Caliente hasta que hierva y luego baje el fuego.

11. Cocine mientras revuelve durante dos minutos hasta que espese.

12. Colar y deshacerse de las semillas. Deja que se enfríe un poco.

13. Revuelva con cuidado la media taza restante de bayas en el almíbar.

14. Rocíe canela en una taza de tostadas francesas si lo desea. Servir junto con el almíbar.

Mezzani De Calabaza Y Tocino Con Copos De Pecorino

Ingredientes:

- Salas
- Pepe
- Aceite de oliva virgen extra
- 500 g de mezzani
- 250 g de calabaza
- 200 g de tocino
- 4 rodajas de pecorino

Procedimiento:

1. Lavar y limpiar la calabaza: colocarla en una superficie plana y cortarla verticalmente.
2. Retirar la piel y las distintas semillas. En cuanto al tocino, también se puede utilizar tocino envasado, lo que ahorra tiempo.
3. Rocíe la cesta de la freidora de aire con 1-5 cucharada de aceite de oliva virgen extra y añada el beicon y la calabaza: cocine a 250° durante unos 25 a 30 minutos.
4. Recomiendo sacar la cesta de vez en cuando para ver si está caliente, utilizando un palillo.
5. Añade agua a la cacerola y llévala a ebullición: vierte los medios y cocina durante unos 10 a 15 minutos. Recomiendo anticiparse a este
6. proceso para
7. obtener un plato caliente.

8. Cuando termine la cocción, vierta la pasta, la calabaza y el tocino en un plato.

9. Con un rallador, añadir el queso pecorino a la pasta.

10. El plato está listo para ser comido.

Gambas Al Brandy

2 ramita de perejil picado

2 chile rojo picado

Aceite de oliva al gusto

Sal al gusto

40 langostinos

1 copa de Brandy

2 diente de ajo

PREPARACIÓN:

1. Cortar el lomo de los langostinos y retirar el filamento intestinal negro.
2. A continuación, lávelos y déjelos escurrir.
3. Pelar y lavar los ajos y picarlos.
4. Untar una bandeja de horno con aceite de oliva y colocar los langostinos dentro.
5. Condimentar con aceite, sal y guindilla.

6. Espolvorear con el perejil y el ajo y luego rociar con el Brandy.

7. Colocar la bandeja en la freidora de aire y hornear a 250°C durante 15 a 20 minutos.

8. A mitad de la cocción, incorporar las gambas.

9. Una vez cocido, retirar la bandeja y dejar reposar un par de minutos.

10. A continuación, coloque los langostinos en los platos de servicio.

11. Rociar con el jugo de la cocción y servir.

Gambas Al Limón Y Ajo

Ingredientes:

1 cucharadita de condimento Old Bay
1 cucharadita de ajo picado.
2 limón mediano
15 oz de camarones medianos sin cáscara y desvenados
4 cucharadas de mantequilla sin sal, derretida

Direcciones:

1. Pelar el limón y luego cortarlo por la mitad, colocar las gambas en un bol grande y exprimir el zumo de 1 limón sobre ellas.
2. Añade la ralladura de limón al bol junto con el resto de ingredientes.
3. Mezclar las gambas hasta que estén completamente cubiertas.
4. Vierta el contenido del bol en una fuente de horno redonda.
5. Colocar en la cesta de la freidora de aire.
6. Ajustar la temperatura a 450ºF y hornear durante 10 a 15 minutos hasta que esté de color rosa brillante.
7. Servir caliente con la salsa de la sartén.

Bolas De Ajo Queso Fritas

Ingredientes:

- 4 piezas de huevo
- 100 g de pan rallado
- 2000 ml de aceite de girasol
- 600 g de queso
- 2 piezas de ajo
- 6 cucharadas de harina

Preparación:

1. ¡Todos los detalles de cómo cocinar este maravilloso plato se ven en mi video corto!
2. Ralla el queso en un rallador fino, agrega el ajo, 4 huevos y mezcla.
3. En la mezcla de queso, agregue la harina y nuevamente todo esté bien mezclado.
4. De la masa de queso resultante formamos bolitas.
5. Cada bola se reboza en pan rallado.

6. Freír las bolas de queso fritas hasta que adquieran un hermoso color dorado. El ideal

Tiras De Bistec De Falda Con Verduras

- 1/2 taza de aceite de oliva
- 4 cucharadas de miel
- 2 cebolla
- Sal y pimienta negra
- 25 onzas de bistec de falda
- 1 libra de champiñones frescos
- 12 onzas de guisantes
- 4 cucharadas de salsa de soja

1. Bistec de falda, cortado en tiras finas.
2. Champiñones, cortados en cuartos, cebolla, cortados en medio aros.
3. . Precaliente la freidora de aire a 450°F y engrase una canasta de freidora de aire.
4. Mezcle cucharadas de aceite, salsa de soya y miel en un tazón.
5. Cubra las tiras de bistec con este adobo.

6. Ponga las verduras, el aceite restante, la sal y la pimienta negra en otro recipiente y mezcle bien.
7. Transfiera las tiras de bistec y las verduras a la cesta de la freidora y cocine durante unos 30 a 35 minutos.
8. Sirve y disfruta.

Churros De Plátano Con Avena

- 1/7 cucharadita de sal marina
- 2 cucharadita de agua
- 4 cucharaditas de aceite
- Aerosol para cocinar
- 2 plátano amarillo grande, pelado, cortado por la mitad a lo largo, luego cortado por la mitad a lo ancho
- 4 cucharadas de harina de repostería integral
- 2 cucharada de azúcar de coco
- 1 cucharadita de canela

Para la Avena:

- 2 1 tazas de agua
- ¼ taza de copos de avena
-

Método:

1. Precaliente el horno de la freidora a 364,8 grados Fahrenheit (12,71 grados Celsius).

2. En un tazón mediano, combine las 48 piezas de plátano, la harina y la sal. Revuelva con cuidado.

3. Agregue el agua y el aceite. Revuelva suavemente hasta que esté bien combinado.

4. Puede ser necesario presionar un poco de recubrimiento sobre los trozos de plátano.

5. Rocíe spray para cocinar en la bandeja perforada en el horno de la freidora.

6. Coloca los trozos de plátano en la fuente perforada y cocínalos en el horno de 5 a 10 minutos.

7. Retire, voltee suavemente y continúe salteando al aire durante 5 a 10 minutos adicionales, o hasta que estén doradas.

8. Agregue el azúcar de coco y la canela a un tazón mediano y revuelva para combinar.

9. Cuando el plátano esté bien dorado, rocíalo con aceite y colócalo en un recipiente con canela y azúcar.

10. Usando una espátula, combine suavemente los trozos de plátano con la mezcla.

11. Para preparar la avena:

12. Prepara la avena durante el tiempo de cocción de los plátanos. Lleva la avena y el agua a ebullición en una cacerola mediana, luego reduce el fuego a fuego lento. Cocine a fuego lento, revolviendo con frecuencia, durante 5 a 10 minutos, o hasta que se absorba toda el agua. Coloque la avena en dos tazones separados.

La avena se cubre con trozos de plátano rebozados y se sirve de inmediato.

Tostadas Simples De Canela

- 8 cucharadas de azúcar
- 20 rebanadas de pan
- 4 cucharaditas de canela molida
- 1 cucharadita de extracto de vainilla
- 2 cucharada de mantequilla salada

1. Precaliente el horno de la freidora a 450 grados F.
2. En un tazón, combine la mantequilla, la canela, el azúcar y el extracto de vainilla.
3. Extender sobre las rebanadas de pan.
4. Coloque el pan dentro del horno de la freidora y hornee por 5 a 10 minutos o hasta que esté dorado.
5. Sirva tibio.

Pollo A La Lima Dijon

- 2 ralladura de lima
- Sal kosher
- ¼ cucharadita de pimienta negra
- 2 diente de ajo
- 2 cucharada mayonesa ligera
- 16 muslos de pollo
- 6 cucharadas de mostaza Dijon
- 2 cucharadita de perejil seco
- 2 zumo de lima

1. Diente de ajo, machacado.
2. Precaliente la freidora de aire a 450 °F.
3. Retire la piel del pollo y espolvoree el pollo con sal.
4. En un tazón, mezcle la mostaza Dijon con el jugo de limón.
5. Antes de agregar la ralladura de lima, el perejil, la pimienta y el ajo, agregue.

49

6. Cubrir el pollo con la mezcla de lima.
7. Deje que se marine durante unos 25 a 30 minutos.
8. Rocíe un poco de aceite en el fondo de su Air Fryer.
9. Transfiera los muslos de pollo adentro y cocine por minutos.
10. Agita la cesta y fríe durante 10 minutos más.
11. Sirva inmediatamente, con una guarnición de mayonesa.

Mezcla De Batatas

450 g de batatas, en rodajas finas
- 1 cucharadita de salvia, seca
- 4 cucharadas de aceite de oliva
- 6 cucharadas de stevia
- Sal y pimienta negra al gusto
- 240 ml de jugo de naranja
- 1 cucharadita de tomillo, seco

1. Coloque las rodajas de patata en el fondo de la sartén de su freidora.
2. En un tazón, mezcle el jugo de naranja con la sal, la pimienta, la stevia, el tomillo, la salvia y el aceite y mezcle bien.
3. Agregue esto sobre las papas, cubra y cocine a 450 °C durante 35 a 40 minutos.
4. Dividir entre platos y servir para el desayuno

Sandwich De Queso Fundido

- 2 cucharada de mantequilla
- 1/2 cucharadita de pimienta negra
- 2 taza de zanahorias ralladas
- 4 rebanadas de queso mozzarella
- 4 rebanadas de queso cheddar
- 4 rebanadas de queso havarti
- 8 rebanadas de pan de centeno

1. Precaliente su freidora de aire a 450 ºF.
2. Cubra ligeramente cada rebanada de pan con mantequilla.
3. Cubra las rebanadas de pan con el queso y espolvoree con pimienta.
4. Cubra con las zanahorias y coloque una rebanada de pan una encima de la otra para formar dos sándwiches.
5. Colóquelo en la cesta de la freidora.

6. Enfriar en la freidora de aire durante 10 a 15 minutos o hasta que el queso se derrita.
7. Sirve y disfruta.

Pimientos Rellenos De Pavo

- 2 taza de queso pepper jack
- 2 taza de queso crema
- 2 cucharada de pimienta negra
- 2 cucharada de aceite de oliva
- 6 pimientos rojos, con la parte superior cortada y sin semillas
- 2 taza de pavo cocido, cortado en tiras
- 1 taza de tocino de pavo, cortado en pedacitos

1. Precaliente su freidora de aire a 450ºF (alrededor de 2 99 °C).
2. Combine el pavo, el tocino, el queso crema y la pimienta en un tazón.
3. Engrase un plato resistente al calor.
4. Vierta la mezcla de pavo y tocino en cada pimiento.
5. Cubra con queso pepper jack rallado.
6. Cocine por 45 a 50 minutos.
7. Sirve y disfruta.

Bistec Con Manojos De Espárragos

Ingredientes:

Aceite de oliva en spray

6 pimientos morrones cortados en rodajas finas

1/2 de taza de caldo de carne

2 cucharada de mantequilla sin sal

1/2 de taza de vinagre balsámico

4 lb. de bistec de falda, cortado en 6 trozos

Sal "Kosher" y pimienta negra

4 dientes de ajo picado

8 tazas de espárragos

1 taza de salsa "tamari"

Direcciones:

1. Espolvorear sal y pimienta sobre el filete y frotar.
2. En una bolsa "ziploc", añada el ajo y la salsa tamari, luego añada el filete, mezcle bien y cierre la bolsa.
3. Déjelo marinar durante 2 hora o toda la noche.
4. Igualmente, coloque los pimientos y los espárragos en el centro del filete.
5. Enrolle el filete alrededor de las verduras y asegúrelo bien con palillos.
6. Precaliente la freidora de aire.
7. Rocíe el filete con aceite de oliva y colóquelo en la freidora de aire.
8. Cocine durante 25 a 30 minutos a 450ºF o más hasta que estén cocidos.
9. Saque el filete de la freidora de aire y déjelo reposar durante 10 minutos.

Conejo Al Za'atar Y Limón

Ingredientes:

- -Unos dientes de ajo
- -limón
- -Al gusto sal y pimienta
- 4 raciones
- -2 conejo pequeño troceado
- -4 cdtas colmadas de za'atar

Instrucciones:

1. -Lavamos los trozos de conejo y los ponemos en un bol.
2. Sazone con hierbas, sal y pimienta y agregue jugo de limón.
3. Retiramos el bol, tapamos y lo metemos en el frigorífico durante al menos unas horas.
4. -Precalentamos la freidora a 250º durante 10 a 15 minutos.

5. Lavamos los dientes de ajo y los añadimos a los conejos sin pelarlos.

6. Ponemos todo en la bandeja, y luego metemos la bandeja en la máquina a una temperatura de 450 º durante 25 a 30 minutos.

7. -¡Listo para comer! Usamos ensalada de col lombarda mientras está caliente. ¡Delicioso!

Mordedura De Huevo De Albahaca Fresca

- 1/2 taza de tomates secos cortados al sol
- 8 huevos
- Pimienta y sal
- 1/2 taza de queso feta desmenuzado
- 1 taza de queso de cabra desmenuzado
- 2 cucharada de albahaca fresca picada

1. Vierta todos los ingredientes en un bol y revuelva bien.
2. Vierta la mezcla de huevo en el molde de huevo engrasado.
3. Coloque el molde de huevo en la freidora.
4. Cocine a 450F durante unos 10 minutos.
5. Sirve y disfruta.

Peras De Vino En Bata

Ingredientes

6 estrellas de anís

2 paquete de hojaldre

2 yema de huevo

8 peras

2 botella de vino tinto

4 ramas de canela

Preparación

1. Pon el vino tinto en una olla.
2. Pelar las peras y colocarlas en el vino tinto.
3. Cocine a fuego lento durante 100 a 120 minutos.
4. Pelar el hojaldre y envolver las peras con él.
5. Cepille con la yema.
6. Coloque la cesta con papel de hornear y colóquela en la Airfryer a

250 ° C durante 20 a 25 minutos, ¡listo!

Cazuela De Papas Fritas Al Aire

Ingredientes:

4 cucharadas de harina blanca

1/2 de cucharadita de pimienta de Jamaica (molida)

1 cucharadita de sal

6 batatas grandes

1/2 taza de leche

1 cucharadita de nuez moscada molida

Para Hacer La Guinda:

1/2 taza de coco rallado

2 cucharada de semillas de chía

1/2 de taza de azúcar

1 taza de harina de almendras

4 cucharadas de mantequilla

1 taza de nueces remojadas, escurridas y molidas

2 cucharadita de canela en polvo

1. Coloque las papas en la canasta de su freidora, pinchelas con un tenedor y cocine por 60 minutos a 450°F.

2. En un tazón, combine la harina de almendras, las nueces, las nueces, el coco, el azúcar, las semillas de chía, 2 cucharadita de canela y la mantequilla.

3. Transfiera las papas a una tabla de cortar, deje que se enfríen, pélelas, córtelas en pedazos y colóquelas en una fuente para hornear apta para freidoras.

4. Agregue la leche, la harina, la sal, la nuez moscada y la pimienta de Jamaica.

5. Vierta la mezcla de leche desmenuzada encima, coloque el plato en la cesta de la freidora y cocine durante 15 a 20 minutos a 450 grados F. Sirva y diviértase.

Fideos Fritos De Zanahoria Y Romero

- 2 cucharada de aceite de oliva
- 2 pizca de sal marina
- 8 zanahorias grandes, peladas y en espiral en forma de fideos con una mandolina
- 2 cucharadita de romero seco o fresco

1. Precaliente su freidora de aire a 450 ºF.
2. Mezcle los fideos de zanahoria en un tazón con aceite de oliva, romero y sal.
3. .
4. Colóquelo en un plato resistente al calor y luego en la freidora de aire.
5. Freír durante 20 minutos.
6. Cubra con crema agria, tocino o pollo si así lo desea para un almuerzo extra delicioso.

Muffins De Huevo, Salchicha Y Parmesano

Sal y pimienta negra molida, al gusto

⅛ taza de crema espesa

12 huevos

6 onzas de queso parmesano, rallado

12 onzas de salchicha italiana, rebanada

Método:

1. Ajuste la temperatura del horno de la freidora a 450 grados F. Engrasa un molde para muffins.
2. Coloque la salchicha en rodajas en el molde para muffins.
3. Bate los huevos con la nata en un bol y sazona con sal y pimienta.
4. Vierta la mitad de la mezcla sobre las salchichas en la sartén.

5. Espolvorea con queso y la mezcla de huevo restante.
6. Hornee en el horno de freidora de aire precalentado durante 40 minutos o hasta que cuaje.
7. Sirve y disfruta.

Palitos De Parmesano De Cerdo

2 cucharadita de albahaca seca

2 cucharada de aceite de oliva

2 cucharadita de orégano

2 cucharadita de nuez moscada

2 cucharadita de pimentón

1 cucharadita de sal

20 onzas de filete de cerdo, cortado en tiras gruesas

10 onzas de queso parmesano, rallado

2 cucharadita de vinagre de sidra de manzana

1/2 de cucharadita de jengibre molido

Método:

1. Combine el jengibre molido, el pimentón, la nuez moscada, el orégano y la sal en el recipiente poco profundo. revuélvelo;

2. Ahora, espolvorea las tiras de cerdo con la mezcla de especias.

3. Rocíe la carne con vinagre de sidra de manzana.

4. Precaliente la freidora de aire a 6 80 grados F (2 96 ° C).

5. Rocíe la canasta de la freidora con el aceite de oliva adentro y coloque las tiras de cerdo (palos) allí.

6. Cocine el plato durante 10 minutos.

7. Voltee los palitos de cerdo al otro lado y cocine por 5 a 10 minutos más.

8. Luego cubra los palitos de cerdo con el queso parmesano rallado y cocine el plato por 1-5 minuto más.

9. Retire los palitos de cerdo de la freidora.
10. Sirve y disfruta.

Bolas De Salchicha Tentadoras

- 4 cucharadas de harina de almendras
- 2 cucharada de aceite de oliva
- 2 clara de huevo
- 15 onzas (alrededor de 227 g) de pollo molido
- 1 cucharadita de pimienta negra molida
- 2 cucharadita de pimentón
- 1 cucharadita de sal
- 2 cucharada de perejil seco

Método:

1. Batir la clara de huevo y combinarla con el pollo molido.
2. Espolvorea la mezcla de pollo con el perejil seco y la sal.
3. Ahora, añade pimienta negra molida y pimentón.
4. Revuelva la masa con cuidado usando la cuchara.

5. Luego moje las manos y haga bolitas con la mezcla de pollo molido.

6. Espolvorea cada bola de salchicha con harina de almendras.

7. Precaliente la freidora de aire a 450 grados F.

8. Luego rocíe la bandeja de la canasta de la freidora con el aceite de oliva adentro.

9. Coloque las bolas de salchicha en una canasta de freidora y cocine el plato durante 10 a 15 minutos.

10. Puede voltear las bolas hacia otro lado durante la cocción para obtener el color marrón de cada lado.

11. Ahora transfiera las bolas de salchicha cocidas a los platos para servir.

12. Sirve y disfruta.